Shivam Mishra
Krisha Khosla, Jeel Patel
Nensi V. Gandhi

EFEITO DA FISIOTERAPIA NA POSTURA E EQUILÍBRIO NO SUJEITO COM

Shivam Mishra
Krisha Khosla, Jeel Patel
Nensi V. Gandhi

EFEITO DA FISIOTERAPIA NA POSTURA E EQUILÍBRIO NO SUJEITO COM

DOENÇA DE PARKINSON

ScienciaScripts

Imprint

Any brand names and product names mentioned in this book are subject to trademark, brand or patent protection and are trademarks or registered trademarks of their respective holders. The use of brand names, product names, common names, trade names, product descriptions etc. even without a particular marking in this work is in no way to be construed to mean that such names may be regarded as unrestricted in respect of trademark and brand protection legislation and could thus be used by anyone.

Cover image: www.ingimage.com

This book is a translation from the original published under ISBN 978-620-4-98326-4.

Publisher:
Sciencia Scripts
is a trademark of
Dodo Books Indian Ocean Ltd. and OmniScriptum S.R.L publishing group

120 High Road, East Finchley, London, N2 9ED, United Kingdom
Str. Armeneasca 28/1, office 1, Chisinau MD-2012, Republic of Moldova, Europe
Printed at: see last page
ISBN: 978-620-5-68546-4

<u>RECONHECIMENTO</u>

Antes de mais, gostaríamos de dedicar este trabalho a todos aqueles que contribuíram para várias pesquisas e estudos realizados anteriormente no campo da fisioterapia e a todos aqueles que contribuíram muito para aumentar os nossos conhecimentos de Fisioterapia.

O caminho para esta dissertação tem sido sinuoso. A sua conclusão deve-se em grande parte às pessoas especiais que desafiaram, apoiaram e permaneceram connosco ao longo do caminho.

Desejamos expressar o nosso especial agradecimento e crédito ao nosso respeitável guia e professor **Dr. NENSI GANDHI** professor assistente no Instituto Parul de Fisioterapia, Vadodara pela sua valiosa ajuda e orientação, constante encorajamento e grande interesse demonstrado neste estudo e sem o qual este trabalho não teria sido possível.

Gostaríamos também de agradecer ao nosso Deus por nos ter dado a força para terminar este estudo.

Devemos isto aos nossos encantadores pais pelo seu constante apoio, cuidado e motivação através das suas bênçãos.

Expressamos os nossos agradecimentos a todo o pessoal do Parul Institute of Physiotherapy pela sua ajuda e sugestões valiosas.

Expressamos os nossos agradecimentos ao **Dr. Nilesh Parmar,** do Instituto Parul de Fisioterapia, pela sua ajuda e valiosas sugestões

Por último, mas não menos importante, gostaríamos de agradecer a todos os temas do nosso estudo sem os quais esta tarefa não teria sido possível.

Agradecemos a todos aqueles que nos ajudaram a todos durante esse tempo.

ABSTRACT

TÓPICO: EFEITO DA FISIOTERAPIA NA POSTURA E EQUILÍBRIO NO SUJEITO COM A DOENÇA DE PARKINSON.

ANTECEDENTES:

É uma doença degenerativa progressiva crónica do sistema extra piramidal causada pela perda de neurónios dopaminérgicos na substantia nigra e caracterizada por tremores, rigidez, bradicinesia, e perturbações da marcha e da postura.

Os sintomas neuropsiquiátricos da DP podem incluir depressão, psicose, apatia, distúrbios de controlo de impulsos que estão ligados à má qualidade de vida devido à progressão da doença. Apesar disso, a deficiência cognitiva na DP é de grande importância em termos de abordagens terapêuticas, a fim de lidar com os défices motores da doença. Vários estudos revelaram que o exercício físico se revelou eficaz para a manutenção da saúde e bem-estar na doença de Parkinson. Mais importante ainda é o facto de se ter demonstrado desempenhar um papel significativo na abordagem da prevenção secundária com base na força, flexibilidade, independência funcional, bem como na marcha e equilíbrio, respectivamente.

OBJECTIVO DO ESTUDO:

Avaliar o efeito da fisioterapia na postura e equilíbrio no sujeito com a doença de Parkinson

METODOLOGIA:

- FONTE DE DADOS: Radha Multiespecialty Hospital, Shreeji Hospital, Parul Sevashram, sociedade e organização da doença de Parkinson.
- MÉTODO DE AMOSTRAGEM: Conveniência, amostragem

- TAMANHO DE AMOSTRA: 30 temas foram incluídos.

- SELECÇÃO DA AMOSTRA: conveniente

- DESENHO DE ESTUDO: experimental

- DURAÇÃO DO ESTUDO: 60 min/dia/7 semana

CRITÉRIOS DE INCLUSÃO:

- Paciente com 50 a 75 anos de idade
- Doente participante diagnosticado com doenças de Parkinson
- Ambos os géneros estão incluídos
- Os participantes estavam na fase 3 da doença de Parkinson, de acordo com a escala de Hoehn e Yahr.

CRITÉRIOS DE EXCLUSÃO:

- Os pacientes examinados não tinham outros neurodegenerativos coexistentes.
- Mentalmente desafiado
- Deformidade ortopédica.

SAIR SAIR MEDIR:

- ESCALA DE EFICÁCIA DE EQUILÍBRIO.
- QUESTIONÁRIO SOBRE A POSTURA CORPORAL.

PROCEDIMENTO:

A avaliação pós-intervenção será feita por questionário de postura corporal e, escala de eficácia de equilíbrio em 30 sujeitos que cumpram os critérios de inclusão e exclusão.

Resultado:

Este estudo incluiu 30 pacientes 23 homens e 7 mulheres dando uma proporção de sexo. A idade média dos participantes foi de 58 anos. Todos os doentes completaram o tratamento e foram avaliados na linha de base e no final do estudo. O valor médio do BES foi de 32,3143 e esta média aumentou posteriormente para 49,7247 respectivamente com o valor de p 0,000.

O valor médio do questionário de postura corporal foi de 42.0160 e esta média aumentou posteriormente para 60.5850 com valor de p 0.000

Houve uma mudança estatisticamente significativa na postura e equilíbrio com $p < 0,001$

CONCLUSÃO:

 Os resultados obtidos revelaram que a influência do programa aplicado teve uma influência positiva na postura e equilíbrio das pessoas com a doença de Parkinson.

PALAVRAS-CHAVE: Doença de Parkinson, postura, equilíbrio

CONTEÚDO

<u>INTRODUÇÃO</u>

A doença de Parkinson (DP) é uma doença motora com etiologia desconhecida que ocorre devido à degeneração dos neurónios e receptores, faltando subsequentemente a dopamina. Foi listada como a 2ª desordem neurológica mais disseminada, estimada em afectar 6,5 milhões de pessoas que se prevê que duplique nos próximos 10-20 anos. Verificou-se que em 2015, os homens têm 50% mais probabilidades de desenvolver DP do que as mulheres, enquanto que o risco global para as mulheres parece aumentar com a idade. Os sintomas neuropsiquiátricos da DP podem incluir depressão, psicose, apatia, distúrbios de controlo de impulsos que estão ligados à má qualidade de vida devido à progressão da doença. Apesar disso, a deficiência cognitiva na DP é de grande importância em termos de abordagens terapêuticas, a fim de lidar com os défices motores da doença. Vários estudos revelaram que o exercício físico se revelou eficaz para a manutenção da saúde e bem-estar na doença de Parkinson. Mais importante ainda é o facto de se ter demonstrado desempenhar um papel significativo na abordagem da prevenção secundária com base na força, flexibilidade, independência funcional, bem como na marcha e equilíbrio, respectivamente. Para a DP, exercícios baseados na protecção neurológica que se baseiam tipicamente em abordagens de resistência e princípios de aprendizagem motora, que se revelam eficazes nas fases iniciais da doença para a prevenção de consequências adversas. Contudo, é mais provável que a gestão da DP seja eficaz se um indivíduo a diagnosticar precocemente no desenvolvimento da doença. Por esta razão, uma identificação precoce é crucial na doença de Parkinson. Contudo, existem provas limitadas para determinar a associação de riscos de postura, cognição e queda no contexto da DP em contexto com os medicamentos anti-Parkinson que controlam a manifestação da doença.

Número de estudos demonstrou que pessoas com doenças subtis e pronunciadas que podem levar a posições dolorosas, instabilidade postural e queda recorrente. Apesar das consequências da queda, falta ainda uma identificação em risco de previsão de queda. A gestão farmacológica da DP consistiu em Levodopa (L-POPA), uma terapia de substituição de dopamina introduzida nos anos 60 que é o medicamento mais eficaz até à data. É o melhor para controlar os sintomas da doença que tornam os movimentos particularmente lentos e as partes rígidas e rígidas do corpo mais lentos. No entanto, devido à sua utilização a longo prazo, perdeu a eficácia. De acordo com as directrizes da NICE, os pacientes de DP devem ser rapidamente encaminhados para um neurologista, onde podem prescrever agonistas de dopamina a pacientes mais jovens, a fim de evitar complicações motoras induzidas pelo Levodopa.

Por outro lado, a fisioterapia tem efeitos a longo prazo no tratamento de questões como fraqueza muscular, dificuldade de marcha e queda frequente. De acordo com estudos recentes, 4 semanas de treino da marcha mostraram um impacto significativo que pode durar de 3 a 12 meses. Além disso, programas de treino contínuo podem ajudar a manter a força e a postura, bem como a reduzir a depressão entre os pacientes com DP. Contudo, estudos baseados em terapias modificadas e tratamento psicológico ainda não estão disponíveis. Tem sido evidente que o risco de queda pode ser diminuído com exercícios orientados para os factores potenciais. Além disso, o treino resistido e equilibrado é considerado eficaz na redução da ansiedade e, assim, melhora a QOL. Por conseguinte, esta revisão sistémica visa fornecer uma visão sobre os tratamentos de fisioterapia eficazes na redução do risco de queda, melhorando a postura e a QOL na DP para identificar a lacuna na gestão terapêutica da doença[1] .

Áreas nucleares da deficiência motora na DP, tais como a incapacidade de iniciar o movimento, dificuldades de equilíbrio e controlo da marcha, quedas, e deficits no ritmo dos movimentos rítmicos. Os pacientes não receberam qualquer outra intervenção fisioterapêutica durante o curso do estudo [2] .

A fisioterapia, tal como descrita pela fisioterapia mundial, é uma profissão de cuidados de saúde preocupada com a função e o movimento humano e com a maximização do potencial físico. Preocupa-se em identificar e maximizar a qualidade de vida e o potencial de movimento dentro das esferas de promoção, prevenção, tratamento/intervenção e reabilitação. Utiliza abordagens físicas para promover, manter e restaurar o bem-estar físico, psicológico e social, tendo em conta as variações no estado de saúde. É baseada na ciência, empenhada em alargar, aplicar, avaliar e rever as provas que sustentam e informam a sua prática e prestação. O exercício do julgamento clínico e a interpretação informada Exemplos de definições de fisioterapia de todo o mundo indicam que existe um consenso de que o "movimento" é a principal especialização. Os fisioterapeutas (PTs) trabalham dentro de uma grande variedade de ambientes de saúde para melhorar uma vasta gama de problemas físicos associados a diferentes "sistemas" do corpo. Em particular, tratam sistemas neuromusculares (cérebro e sistema nervoso), músculo-esqueléticos, cardiovasculares e respiratórios (coração e pulmões e fisiologia associada). A fisioterapia trabalha autonomamente, muitas vezes como membro de uma equipa com outros profissionais de saúde ou de assistência social. A prática da fisioterapia caracteriza-se por um comportamento reflexivo e um raciocínio clínico sistemático, contribuindo para e sustentando uma abordagem de resolução de problemas para os cuidados centrados no paciente.

As pessoas são frequentemente encaminhadas para fisioterapia por médicos ou outros profissionais de saúde e de assistência social. Cada vez mais, como resultado de mudanças nos cuidados de saúde, as pessoas estão a referir-se directamente à fisioterapia (acesso de primeira linha) sem consultar previamente qualquer outro profissional de saúde. As tendências no Canadá e na Austrália, por exemplo, estão mesmo a explorar o papel do fisioterapeuta dentro do sistema de triagem dos departamentos de emergência [3]

A postura é definida como a atitude assumida pelo corpo quer com apoio no decurso da actividade muscular, quer como resultado da acção coordenada realizada por um grupo de músculos que trabalham para manter a estabilidade. Existem dois tipos·

A postura estática é como se segura quando não está em movimento, como quando está sentado, em pé, ou a dormir. Os segmentos do corpo são alinhados e mantidos em posições fixas. Isto é normalmente conseguido através da coordenação e interacção de vários grupos musculares que trabalham estaticamente para contrariar a gravidade e outras forças.

A postura dinâmica é como se segura quando se está em movimento, como quando se está a caminhar, a correr, ou a inclinar-se para pegar em algo. É normalmente necessário para formar uma base eficiente para o movimento. Músculos e estruturas não contráteis têm de funcionar para se adaptarem às circunstâncias em mudança.

Alguns dos exemplos de postura defeituosa podem ser os seguintes

Postura lórtica - Lordose refere-se ao interior normal

• Curvatura da coluna vertebral. Quando esta curva é exagerada, é geralmente referida como hiperlordose. A pélvis é normalmente inclinada para o interior.

• postura de balanço para trás - Neste tipo de postura, há cabeça para a frente, hiper-extensão da coluna cervical, flexão da coluna torácica, extensão da coluna lombar, inclinação posterior da pélvis, hiper-extensão da anca e joelho e tornozelo ligeiramente flexionado plantar.

- Postura dorso-lombar - Neste tipo de postura, há cabeça para a frente, extensão da coluna cervical, extensão da coluna torácica, perda da lordose lombar e inclinação pélvica posterior.

- Postura da cabeça para a frente - Descreve o deslocamento da cabeça para a frente com o queixo para fora. É causado pelo aumento da flexão da coluna cervical inferior e da coluna torácica superior com aumento da extensão da coluna cervical superior e extensão do occipital em C1.

- Escoliose - Um desvio da linha vertical normal da coluna vertebral, constituído por uma curvatura lateral e rotação das vértebras. A escoliose é considerada quando há pelo menos 10° de angulações da coluna vertebral na radiografia posterior-anterior associada à rotação vertebral. Esta é uma curva lateral tridimensional em forma de C ou S da coluna vertebral.

Kyphosis - Uma curva convexa aumentada observada nas regiões torácica ou sacral da coluna vertebral. Física, mental e social. No campo da medicina, investigadores e médicos têm frequentemente utilizado o conceito de qualidade de vida relacionada com a saúde, que se concentra especificamente no impacto de uma doença e/ou tratamento na percepção do paciente sobre o seu estado de saúde e no bem-estar subjectivo ou satisfação com a vida.

O equilíbrio refere-se à capacidade de um indivíduo de manter a sua linha de gravidade (LOG) com a sua base de apoio (BOS). Pode também ser descrita como a capacidade de manter o equilíbrio, onde o equilíbrio pode ser definido como qualquer condição em que todas as forças actuantes são anuladas umas pelas outras, resultando num sistema equilibrado estável.

O termo "controlo de equilíbrio" refere-se a uma função multisistémica que se esforça por manter o corpo em pé enquanto sentado ou em pé e enquanto muda de postura. O controlo de equilíbrio é necessário para manter o corpo devidamente orientado durante a realização de actividade voluntária, durante a perturbação externa,
E quando a superfície de apoio ou o ambiente muda. Mecanismos de controlo de equilíbrio defeituosos podem contribuir para lesões relacionadas com queda, restrição dos padrões de marcha e diminuição da mobilidade.
Estas deficiências levam à perda da independência funcional e ao isolamento social.

A instabilidade postural prejudica a capacidade de manter o equilíbrio permanente durante as actividades diárias e aumenta o risco de queda. Esta capacidade depende do funcionamento integrado dos sistemas proprioceptivo, vestibular e visual, das propriedades musculares e do controlo neural. A preservação do equilíbrio de pé depende da capacidade de manter o centro de massa do corpo dentro da base de apoio. As forças correctivas que controlam o centro de massa são geralmente medidas através da avaliação do deslocamento do centro de pressão (CoP), que representa o ponto de aplicação de todas as forças de reacção no solo. Portanto, a CoP é normalmente examinada para detectar alterações subtis no equilíbrio em pé.

O controlo do equilíbrio é assegurado através do controlo dinâmico da postura, que por sua vez é exercido pela geração de respostas posturais a perturbações. Normalmente, tais respostas são geradas por mecanismos automáticos que contribuem para a manutenção da postura erecta e impedem a queda do sujeito. As perturbações posturais determinam a activação dos sistemas sensoriais, a integração ao nível do sistema nervoso central, e a formulação de uma resposta motora destinada
na manutenção do centro de gravidade do corpo dentro do suporte de base do sujeito [8]. Teoricamente, em doentes com doença de Parkinson, a instabilidade postural pode ser o resultado de
processamento defeituoso em três processos principais distintos:

- organização sensorial, na qual um ou mais dos sentidos de orientação (visual, vestibular, e somatosensorial) estão envolvidos e integrados dentro dos gânglios basais,

- processo de ajuste do motor, que proporciona uma resposta neuromuscular devidamente dimensionada,

- tónus muscular de fundo, conhecido por ser hipertónico em doentes de Parkinson

Necessidade de estudo

Muitos estudos mostraram o efeito da fisioterapia na marcha em pacientes com Parkinson, mas nenhum dos estudos mostra o efeito da fisioterapia na postura e equilíbrio em pacientes com Parkinson.

Assim, o objectivo principal do estudo actual é ver o efeito da postura fisioterapêutica e do equilíbrio no paciente com Parkinson.

<u>METAS E OBJECTIVOS</u>

OBJECTIVO:

Para ver o efeito da fisioterapia na postura e equilíbrio do doente com a doença de Parkinson

OBJECTIVOS:

1. Para ver o efeito da fisioterapia na postura do sujeito com a doença de Parkinson

2. Para ver o efeito da fisioterapia no equilíbrio do sujeito com a doença de Parkinson

<u>**HIPÓTESE NULA (HO) :**</u>

Não há Efeito da fisioterapia na postura e equilíbrio no sujeito com Parkinson.

<u>**HYYPOTHESIS ALTERNADA (H1):**</u>

Há um efeito significativo da fisioterapia na postura e equilíbrio no sujeito com Parkinson.

REVISÃO DE LITERATURA

1. F Dona.et.al (2016) realizou um estudo sobre Alterações no controlo postural em doentes com doença de Parkinson: um objecto posturográfico deste estudo A instabilidade postural é uma das características mais incapacitantes na doença de Parkinson (DP), e conduz frequentemente a quedas que reduzem a mobilidade e a capacidade funcional. O desenho foi transversal. Olhou para Oitenta e dois indivíduos com idades compreendidas entre os 37 e 83 anos: 41 com a doença de Parkinson no estado "ligado" e 41 sujeitos saudáveis sem perturbações neurológicas. Ambos os grupos foram correspondidos em termos de sexo e idade. Este estudo concluiu que os doentes com DP reduziram a área de LOS e maior oscilação postural em comparação com os indivíduos saudáveis. A deterioração do controlo postural foi significativamente associada ao maior risco de quedas [11].

2. Emine Edam Kurt.et.al (2018) realizou um estudo sobre os efeitos do Ai Chi no equilíbrio, qualidade de vida, mobilidade funcional e deficiência motora em doentes com a doença de Parkinson que eles consideraram neste estudo como um ensaio controlado e randomizado de rótulo aberto com medidas repetidas. Quarenta pacientes com doença de Parkinson fases 2 a 3 de acordo com a Escala Hoehn e Yard foram distribuídos aleatoriamente a um grupo de exercício de Ai Chi ou a um grupo de controlo de exercício com base terrestre durante 5 semanas. Este estudo concluiu que um programa de exercício Ai Chi melhora o equilíbrio, mobilidade, capacidade motora, e qualidade de vida. Além disso, o exercício Ai Chi foi mais eficaz como intervenção do que o exercício terrestre em doentes com doença de Parkinson ligeira a moderada [12].

3. Fusing Li.iet.al. (2012) realizou um estudo sobre Tai chi e estabilidade postural em doentes com a doença de Parkinson, que foram examinados ao acaso em 195 doentes com estágio 1 à doença na escala de estadiamento de Hoehn e Yard (que varia de 1 a 5, com estágios mais elevados indicando doença mais grave) para um de três grupos: tai chi, treino de resistência, ou alongamento. Este estudo concluiu que o treino de Tai chi parece reduzir as deficiências de equilíbrio em doentes com doença de Parkinson ligeira a moderada, com benefícios adicionais de melhoria da capacidade funcional e redução das quedas. [13]

4. B Büyükturanet.al (2017) realizou um estudo sobre os efeitos da Ai Chi no equilíbrio, qualidade de vida, mobilidade funcional e deficiência motora em doentes com a doença de Parkinson, que eles examinaram num ensaio controlado e randomizado de rótulo aberto com medidas repetidas. Quarenta pacientes com doença de Parkinson fases 2 a 3 de acordo com a

Escala Hoehn e Yarn foram distribuídos aleatoriamente a um grupo de exercício de Ai Chi ou a um grupo de controlo de exercício com base terrestre durante 5 semanas, este estudo conclui que o programa de exercício de Ai Chi melhora o equilíbrio, a mobilidade, a capacidade motora e a qualidade de vida. Além disso, o exercício Ai Chi foi mais eficaz como intervenção do que o exercício em terra em doentes com doença de Parkinson ligeira a moderada. [14]

5.Michelangelo Morroneet.al (2016 12 de Maio) realizou um estudo sobre reabilitação perceptiva e alinhamento da postura do tronco em doentes com doença de Parkinson: um único ensaio cego aleatório e controlado, este estudo visa avaliar se um tratamento de reabilitação perceptiva poderia ser mais eficaz do que um programa de fisioterapia convencional para melhorar o controlo postural e o padrão de marcha em doentes com doença de Parkinson. O primeiro foi submetido a tratamento individual com Superfícies para Reabilitação Perceptiva que consistem em superfícies rígidas de madeira que suportam cones de látex deformável de várias dimensões, e o segundo recebeu tratamento fisioterapêutico convencional de grupo este estudo conclui que o treino perceptivo pode ajudar os doentes afectados pela doença de Parkinson a restaurar uma percepção correcta da linha média e, por sua vez, a melhorar o controlo postural[15] .

6. M Vaugoyeauet.al (2011) realizou um estudo sobre o treino Audio-Biofeedback para a postura e equilíbrio em Pacientes com doença de Parkinson que examinaram sete pacientes com DP foram incluídos num estudo piloto composto por um programa de intervenção de seis semanas. A formação foi individualizada de acordo com as necessidades de cada paciente e foi ministrada utilizando um sistema de Audio-Biofeedback (ABF) com auscultadores. Este estudo concluiu, tanto quanto sabemos, o primeiro relatório demonstrando que a formação em audio-biofeedback para pacientes com DP é viável e está associada a melhorias de equilíbrio e vários aspectos psicossociais [16] .

7. RobinWolkeet.al (2020) realizou um estudo sobre a avaliação quantitativa da postura em controlos saudáveis e os doentes com doença de Parkinson que examinaram em três subgrupos foram definidos com base em dois limiares A) normal, B) presumível postura inclinada/lateralmente curvada e C) desordem postural. Este estudo concluiu que os nossos resultados confirmaram as diferenças de género e a progressão do desvio postural em doentes com DP com idade e apoiam empiricamente o ângulo ≥30° TCC como um critério definidor para a camptocormia. Os critérios diagnósticos para a UCC e a síndrome de Pisa devem ser mais explorados em estudos futuros [17] .

8.Tiago Penedoet, al (2020) realizou um estudo sobre a Tarefa Permanente Prolongada Afecta a Adaptabilidade do Controlo Postural em Pessoas com Doença de Parkinson Afecta a Adaptabilidade do Controlo Postural em Pessoas com Doença de Parkinson. O objectivo deste estudo era investigar o controlo postural em pata durante uma tarefa prolongada em pé. Foram examinados 26 indivíduos com patas e 25 neurologicamente saudáveis, que realizaram 3 ensaios em pé calmo (60 s) antes de completarem uma tarefa em pé prolongada durante 15 minutos. A captura de movimento foi utilizada para registar a oscilação do corpo (Viacom, 100 Hz). Para investigar o comportamento da oscilação corporal durante os 15 minutos de pé, a análise foi dividida em três fases de 5 minutos: cedo, meio e tarde, este estudo concluiu que a tarefa de pé prolongada reduziu a adaptabilidade do sistema de controlo postural em pata. Além disso, a tarefa de pé prolongado pode analisar melhor a adaptabilidade do sistema de controlo postural em pata. [18]

9. Guresh, Miscallet.al (2004) realizou um estudo sobre o Papel da Entrada Sensorial e Força Muscular na Manutenção do Equilíbrio, Andamento e Postura na Doença de Parkinson, que analisou trinta sujeitos com a doença de Parkinson e 30 controles foram combinados para idade e sexo. Foram utilizados laboratórios isocinéticos e de equilíbrio de um centro de investigação clínica para avaliação. O objectivo deste estudo era avaliar simultaneamente múltiplos componentes de desequilíbrio de doença em doentes com doença de Parkinson idiopática (DP) em estados ON e OFF e controlos saudáveis de equilíbrio de idade e sexo em testes de equilíbrio, marcha e dinamometria. Este estudo concluiu que a redução quantitativa da força muscular na coluna, anca e tornozelo, juntamente com uma propriocepção deficiente, sentido visual, e uma base de apoio mais pequena, foram as principais causas de instabilidade postural em doentes com doença de Parkinson [19] .

10. Gertkwakkel PhD al (2001) realizou um estudo sobre os efeitos da fisioterapia na doença de Parkinson: Uma síntese de investigação que eles analisaram sobre os Estudos teve de satisfazer os seguintes critérios de selecção: (1) os pacientes com DP foram incluídos no estudo de intervenção, (2) os efeitos da fisioterapia (PT) foram avaliados, (3) o estudo pôde ser classificado como verdadeiro ou quase-experimento, e (4) o estudo foi publicado numa revista ou livro. este objecto do estudo para apresentar uma revisão crítica e meta-análise de estudos de avaliação dos efeitos da fisioterapia em doentes que sofrem da doença de Parkinson (DP), em termos de sinais neurológicos, actividades da vida diária (ADL), e capacidade de caminhar este estudo concluiu Os resultados da presente síntese da investigação apoiam a hipótese de que os doentes com Parkinson beneficiam de PT adicionados à sua medicação padrão[20] .

11. Renata Capistrano, al Questionário sobre a consciência corporal dos hábitos posturais das pessoas: construção e validação dos restos individuais sentados durante um extenso período de tempo, tende a adoptar uma postura inadequada, relaxada e curvada, levando a hábitos posturais inadequados e causando uma série de compensações posturais e queixas de desconforto e dor. Este objectivo do estudo é conceber um questionário de avaliação de auto-percepção sobre os hábitos posturais das pessoas e validar, pré-testar, verificar a fiabilidade e a consistência interna deste instrumento. Este estudo concluiu a concepção de um questionário de avaliação de auto-percepção sobre os hábitos posturais das pessoas e para validar, pré-testar, verificar a fiabilidade e a coerência interna deste instrumento [21] .

12. DiseaseSteno Rinalduzzi et al (2014) realizaram um estudo sobre a disfunção do equilíbrio na doença de Parkinson, o controlo do equilíbrio é fundamental para se mover em segurança e se adaptar ao ambiente A DP induz uma deficiência a vários níveis desta função, agravando assim a deficiência física e psicossocial dos pacientes, descrevemos as formas complexas em que a DP prejudica a postura e o equilíbrio, recolhendo e revendo as provas experimentais disponíveis [22]

13. Marica Giardini et al (2018) realizaram um estudo sobre a Reabilitação Instrumental ou Física do Equilíbrio Melhora Tanto o Equilíbrio como a Marcha na Doença de Parkinson. Hipotecamos que a reabilitação especificamente dirigida ao equilíbrio em doentes com a doença de Parkinson poderia melhorar não só o equilíbrio, mas também a locomoção. Dois protocolos de treino de equilíbrio (em pé numa plataforma móvel e exercícios tradicionais de equilíbrio) foram avaliados atribuindo os pacientes a dois grupos (Plataforma, n = 15, e Exercícios, n = 17). A plataforma movia-se periodicamente na direcção anteroposterior, laterolateral, e oblíqua, com e sem visão em diferentes ensaios. Os exercícios de equilíbrio foram baseados no Programa de Exercícios de Otago [23]

14. Tatiana Beline De Freitas MS, PT et al (2018) realizaram um estudo sobre os efeitos do treino de marcha e equilíbrio de dupla tarefa na doença de Parkinson, O objectivo desta revisão sistemática era explorar os efeitos do treino de marcha e equilíbrio de DT em indivíduos com DP. Foram encontrados um total de 602 estudos. Após a aplicação dos critérios de elegibilidade, foram seleccionados sete estudos (três ensaios clínicos, um ensaio clínico não controlado, e três estudos-piloto). Apesar da fraca qualidade metodológica, os estudos indicaram que a utilização da TD durante o treino de marcha e equilíbrio pode ser benéfica para pessoas com DP ligeira a moderada em comparação com a DP de uma única tarefa ou sem

intervenção. São necessários mais ensaios clínicos para confirmar os resultados, e seria da maior importância que estes estudos estratificassem indivíduos com graus de gravidade da doença para verificar o efeito da utilização da DT durante o treino [24]

15. Antonio Nardone, Marco Schieppati et al (2006) realizaram um estudo sobre o equilíbrio na doença de Parkinson em condições estáticas e dinâmicas. Testamos o desempenho do equilíbrio em 15 pacientes com doença de Parkinson (PD) fase (8 não quedas, PD- NF; 7 quedas, PD-F) durante a postura silenciosa (estabilometria) e numa plataforma em movimento contínuo na direcção anteroposterior (teste dinâmico). Nem a estabilometria (olhos abertos ou fechados) nem o teste dinâmico (olhos abertos) separaram a PD-F da PD-NF. Com o teste dinâmico, os olhos fechados, a PD-F em relação à PD-NF mostrou maiores oscilações da cabeça, menor correlação cruzada entre a cabeça e o movimento do maléolo (mais ainda em doentes com baixa Escala Unificada de Classificação da Doença de Parkinson, ou UPDRS), e maiores atrasos da cabeça em relação ao movimento da plataforma [25]

METODOLOGIA

A. FONTE DE DADOS

Hospital Tricolor

Radha Hospital Multiespecialidades

Hospital Shreeji

Parul Sevashram

VINS

Sociedade e organização da doença de Parkinson, Vadodara

B. CRITÉRIOS DE INCLUSÃO:

Paciente com 50 a 75 anos de idade

Doente participante diagnosticado com Parkinson

Ambos os sexos estão incluídos

Os participantes estavam na fase 3 da doença de Parkinson, de acordo com a escala de Hoehn e Yahr.

C. CRITÉRIOS DE EXCLUSÃO

Os pacientes examinados não tinham outros neurodegenerativos coexistentes.

Mentalmente desafiado

.

Deformidade ortopédica

D.MÉTODO DE RECOLHA DE DADOS

MÉTODO DE AMOSTRAGEM: Amostragem de conveniência

TAMANHO DE AMOSTRA: 30 temas foram incluídos.

SELECÇÃO DA AMOSTRA: Estudo conveniente

DESENHO DE ESTUDO: experimental

DURAÇÃO DA INTERVENÇÃO: 60 min/dia/7semana

E. MATERIAIS UTILIZADOS:

Caneta

Lápis

Borracha

Ficha de recolha de dados

Informação dos participantes

Formulário de consentimento

 Almofada

Plinto

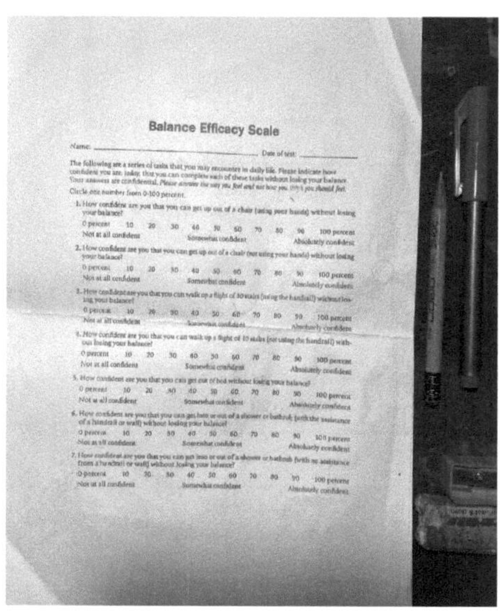

FIG 1.1 MATERIAIS UTILIZADOS

F. SAIR MEDIR:

Escala de eficácia de equilíbrio

Questionário de postura corporal

G. FLUXOGRAMA DO ESTUDO:

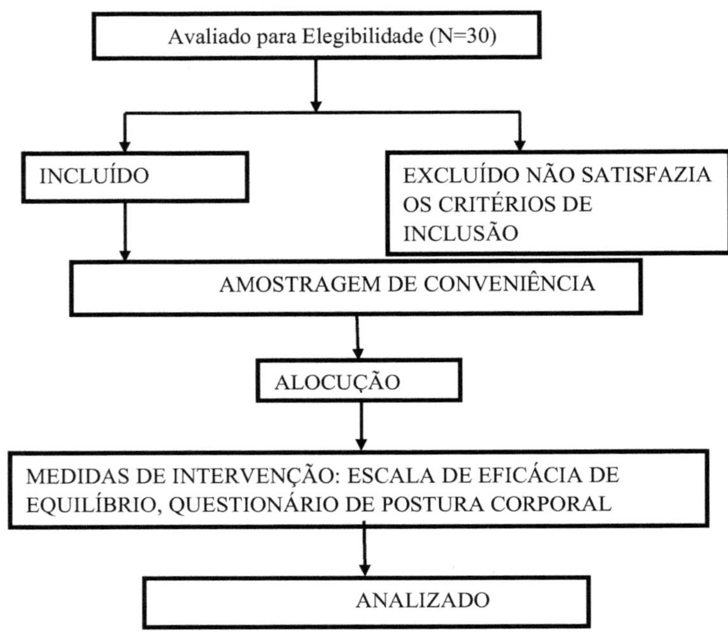

*** Procedimento:**

A amostra do estudo consiste em 30 sujeitos com uma doença de Parkinson

Os sujeitos do estudo foram critérios de inclusão e exclusão, após a obtenção destes dados demográficos e outras informações relevantes dos sujeitos, juntamente com o consentimento informado.

O estudo foi realizado com a autorização prévia do hospital e dos próprios povos, e após a aprovação da autorização, o estudo foi realizado no tempo previsto. Foram-lhes claramente explicadas instruções detalhadas do estudo relativamente aos benefícios, objectivo, perigos objectivos e finalidades do estudo.

Um tema foi avaliado um a um utilizando a escala de eficácia de equilíbrio, questionário de postura corporal

Todos os participantes foram avaliados com a escala de eficácia de equilíbrio, questionário de postura corporal

Os sujeitos que preenchiam os critérios de inclusão foram informados sobre o estudo e foi obtido um consentimento escrito.

Sequência do exercício terapêutico:

A fim de determinar as condições clínicas exactas dos pacientes, foi aplicado um questionário sobre a postura corporal. A eficácia da balança foi avaliada por meio da escala de eficácia da balança. Os sujeitos participaram em 60 minutos de exercícios de reabilitação do movimento funcional 7 dias por semana. Exercícios fisioterapêuticos foram realizados como treino de tarefas, em posição sentada para ficar de pé. virar-se e rebolar sobre um colchão, levantar-se de uma posição sentada, iniciar um movimento em posição de pé, andar com uma contagem alta, virar-se em posição de pé, apanhar um objecto, e manipulação de objectos. Os exercícios aplicados foram funcionalmente justificados e ajudam a lidar com a vida quotidiana. Demoravam 60 minutos a realizar todos os dias. A fim de avaliar as resistências dos exercícios aplicados sobre a aptidão física dos sujeitos, foi realizada uma avaliação dos sintomas clínicos antes e depois do período de intervenção, que duraram todos juntos 7 semanas.

PROTOCOLO DE EXERCÍCIO

Os temas do estudo foram incluídos com base nos critérios de inclusão.

Todo o exercício foi demonstrado pela primeira vez pelo terapeuta.

Repetições de Exercícios

Movimento do dedo do pé do tornozelo 1 conjunto de 10 repetições

Exercício de ROM de membros superiores 1 conjunto de 10 repetições

Exercício de ROM dos membros inferiores 1 conjunto de 10 repetições

Actividade de alcance   1 conjunto de 10 repetições

Sentar-se para ficar de pé, actividade   1 conjunto de 10 repetições

Botões de fixação 1 conjunto de 3 repetições

Actividade dos tapetes

Andar a pé

Manipulação de objectos

Levantamento de pernas rectas 1 conjunto de 10 repetições

Glúteos estáticos 1 conjunto de 10 repetições

Quadríceps estáticos 1 conjunto de 10 repetições

Flexão de joelhos 1 conjunto de 10 repetições

Exercício de mobilidade   1 conjunto de 10 repetições

Depois disso, as informações ou dados recolhidos foram utilizados para uma análise mais aprofundada do estudo e para interpretar o resultado do estudo[26].

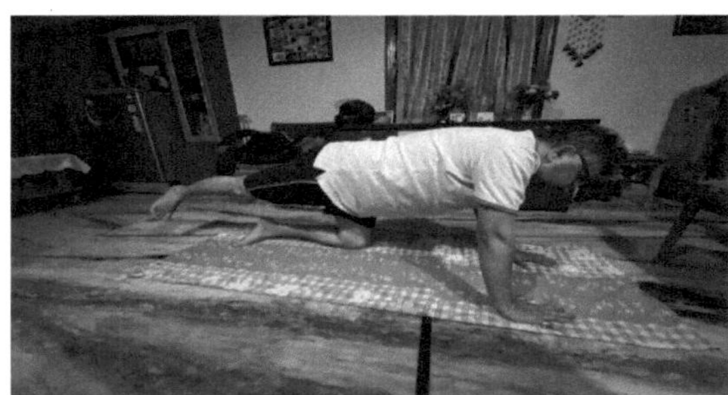

FIG.2 ACTIVIDADE DO TAPETE

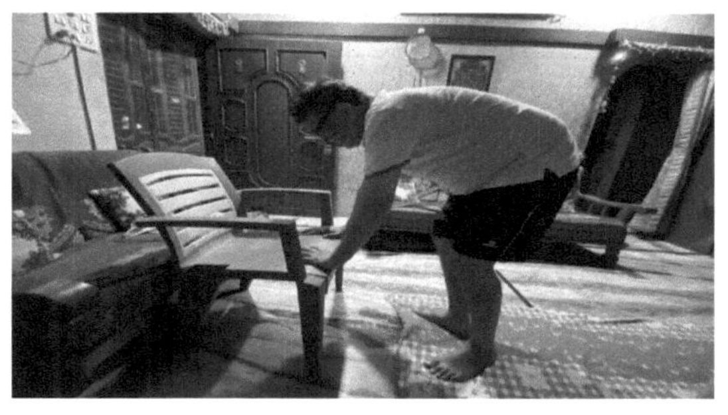

FIG.3 SENTAR PARA FICAR DE PÉ

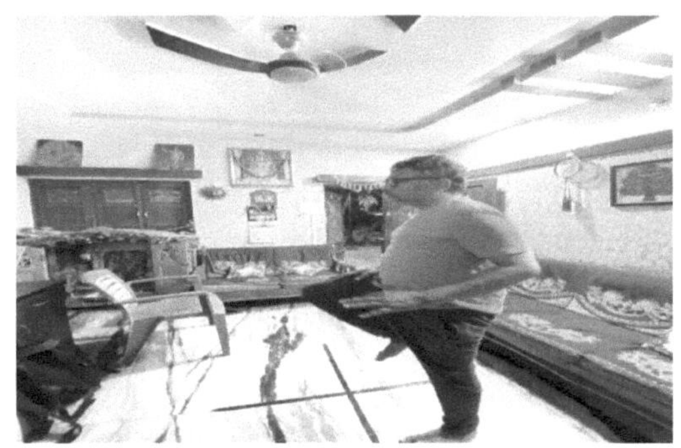

FIG.4 PÉ DE UMA PERNA

<u>ANÁLISE ESTATÍSTICA</u>

Método estatístico:

Foram utilizadas estatísticas descritivas de frequência e percentagem para analisar e interpretar os resultados.

Os dados foram analisados em três secções: Demográfico, Escala de eficácia de equilíbrio e Questionário de postura corporal

Software estatístico:

O software estatístico nomeadamente SPSS .20 foi utilizado para análise de dados e Microsoft word and excel foram utilizados para gerar gráficos, tabelas, etc.

Teste estatístico:

O desvio médio e padrão foi calculado no Microsoft Word e o teste Wilcoxon é utilizado para a comparação pré e pós.

<u>RESULTADO</u>

1.1 DISTRIBUIÇÃO POR GRUPOS DE GÉNERO

GÉNERO	FÊMEA	MACHO
NÚMERO DE TEMAS	07	23

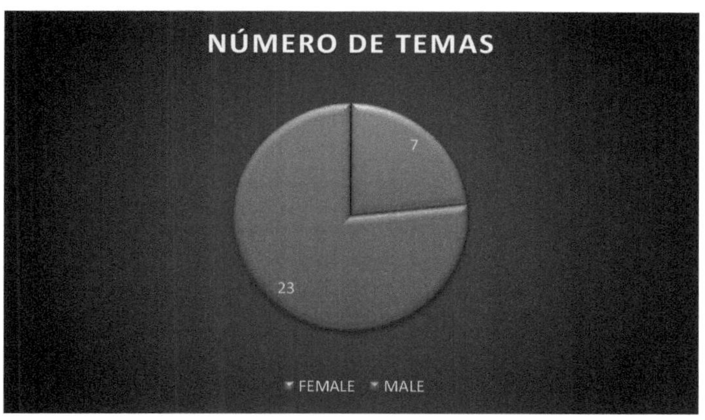

1.2 DISTRIBUIÇÃO POR GRUPOS ETÁRIOS

IDADE	50-55	56-60	61-65	66-70	71-75
NÚMERO DE ASSUNTOS	3	5	11	8	3

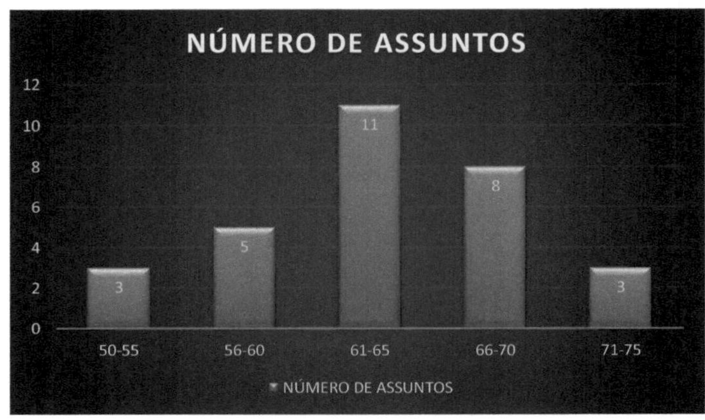

1.3 Escala de Eficácia de Equilíbrio

	Média	N	Std. Desvio	Média de Erro Std.
Pré BES	32.3143	30	7.84591	1.43246
Posto BES	49.7247	30	13.80287	2.52005

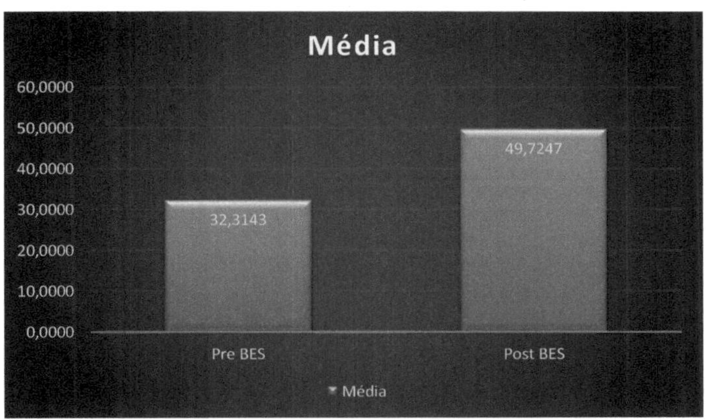

Teste das amostras emparelhadas

	Diferenças emparelhadas							
			Média de Erro Std.	95% de Intervalo de Confiança da Diferença				Sig.
	Média	Std. Desvio		Baixar	Alto	t	df	(2tailed)
Pré BES - Pós BES	-17.41033	9.36748	1.71026	-20.90821	-13.91246	-10.180	29	.000

1.4 Questionário de postura corporal

	Média	N	Std. Desvio	Média de Erro Std.
Pré BPQ	42.0160	30	6.05110	1.10478
Post BPQ	60.5850	30	9.52315	1.73868

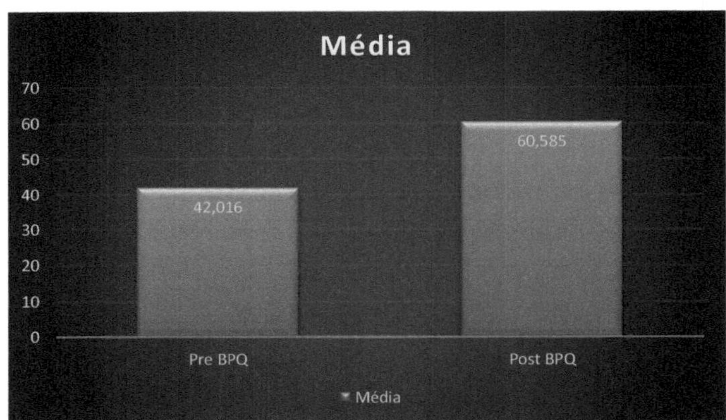

Teste das amostras emparelhadas

		Diferenças emparelhadas					t	df	Sig. (2tailed)
		Média	Std. Desvio	Média de Erro Std.	95% de Intervalo de Confiança da Diferença				
					Baixar	Alto			
Par 1	Pré BPQ - Pós BPQ	-18.56900	8.04381	1.46859	-21.57261	-15.56539	-12.644	29	.000

RESULTADO

Este estudo incluiu 30 pacientes 23 homens e 7 mulheres dando uma proporção de sexo. A idade média dos participantes foi de 58 anos. Todos os doentes completaram o tratamento e foram avaliados na linha de base e no final do estudo. O valor médio do BES foi de 32,3143 e isto significa um aumento posterior para 49,7247 respectivamente com valor de p 0,000. O valor médio do questionário de postura corporal foi de 42,0160 e isto significa um aumento posterior para 60,5850 com valor de p 0,000.

Houve uma mudança estatisticamente significativa na postura e equilíbrio com $p < 0,001$

DISCUSSÃO

Os resultados obtidos confirmam a hipótese alternativa de um efeito significativo da fisioterapia na postura e equilíbrio no sujeito com a doença de Parkinson. Foram observadas diferenças significativas em relação aos resultados de todos os testes realizados entre antes e depois do período de intervenção.

Referindo-se aos dados que podem ser encontrados na literatura, este estudo apresentou uma abordagem diferente da aptidão física em que foi dada ênfase às actividades realizadas na vida quotidiana. O programa de reabilitação e os testes aplicados foram orientados para este objectivo específico. Os resultados mostraram uma elevada resposta dos sujeitos aos exercícios físicos aplicados. No caso das pessoas idosas, a actividade física previne processos de envelhecimento. Este é também o caso das pessoas que sofrem da doença de Parkinson, embora a actividade física deva ser orientada para a melhoria da aptidão física nas actividades da vida quotidiana através da reabilitação dos movimentos funcionais, os pacientes podem levar uma vida normal mais longa. Quando os pacientes começam a reabilitação numa fase precoce da doença, há uma elevada probabilidade de abrandar o seu progresso. As seguintes conclusões podem ser tiradas com base nos resultados deste estudo:

1. Devido à fisioterapia regular, a postura melhorou e mostrou uma melhoria da aptidão física e uma falta de agravamento dos sintomas da DP.

2. Quando a fisioterapia é aplicada numa base regular, pode-se notar uma melhoria do equilíbrio nas actividades da vida quotidiana.

CONCLUSÃO

A partir dos resultados obtidos, podemos concluir que a influência do programa aplicado teve um efeito positivo e uma melhoria significativa na postura e equilíbrio das pessoas com doença de Parkinson.

Quando a fisioterapia é aplicada numa base regular, a melhoria da postura e do equilíbrio nas actividades da vida quotidiana é melhorada.

LIMITAÇÕES DE ESTUDO

- A dimensão do estudo foi pequena.

- Foi seleccionado um número limitado de factores.

- Não foi feito seguimento a longo prazo.

- A proporção de homens e mulheres não era igual.

OUTRA RECOMENDAÇÃO

- O estudo pode ser continuado com uma população maior.
- O estudo pode ser prosseguido através da utilização de um grupo etário diferente.
- O estudo pode ser prosseguido com outra fase da classificação do pátio da buzina.
- O estudo pode ser prosseguido com outras doenças.

<u>SÍNTESE</u>

Este estudo foi realizado para conhecer o efeito da fisioterapia na postura e equilíbrio na doença de Parkinson. Este estudo consistiu em 30 sujeitos, incluindo homens e mulheres entre 50-75 anos. Antes da participação neste estudo, após considerar os critérios de inclusão e exclusão, os sujeitos foram seleccionados. Este estudo concluiu que os resultados obtidos revelaram que a influência do programa de fisioterapia aplicada teve uma influência positiva na postura e equilíbrio em pessoas com a doença de Parkinson.

REFERÊNCIAS

[1] Hajra Ameer Shaikh, efeitos da intervenção fisioterapêutica na queda, postura e qualidade de vida na doença de Parkinson uma revisão sistemática em Janeiro de 2019.

[2] Rosa Manenti, PhD, et al. Mild Cognitive Impairment in Parkinson's Disease Is Improved by Transcranial Direct Current Stimulation Combined with Physical Therapy 2016.

[3] Alice Thompson. Tornar-se Fisioterapeuta É a Fisioterapia a carreira para si? Uma visão interactiva da profissão e um guia rápido para entrar no curso de licenciatura 2012.

[4] Gardiner md. The principles of exercise therapy Bell; 1957.

[5] Haworth mb. Postura em adolescentes e adultos. A revista americana de enfermagem. 1956 Jan.

[6] League pk Norkin cc. Estrutura e função conjunta: uma análise abrangente. Fa Davis; 2011 Mar 9.

[7] Janicki JA, Alman B. Scoliose: Revisão do diagnóstico e tratamento. Pediatric Child Health 2007 Nov.

[8] Human Movement Explained, publicado em Butterworth-Heinemann, Kim Jones, Karen Barker, 1996.

[9] O garfo de afinação: um dispositivo barato para rastrear pacientes diabéticos com pé de alto risco. V. Vijay*, C. Snehalatha, Seena, A. Ramachandran Pract Diab Int. Junho 2001 Vol. 18 No. 5.

[10] Alvaro E Georg, et al. Análise económica do programa de rastreio da diabetes mellitus no brasil. Recv saude publica (2002).

[11] Moretto, Gabriel Felipe et al. "Tarefa Permanente Prolongada Afecta a Adaptabilidade do Controlo Postural em Pessoas com Doença de Parkinson". Neurorehabilitação e reparação neural vol. 35, 1 (2021).

[12] Schlenstedt, Christian, et al. "Avaliação quantitativa da postura em controlos saudáveis e doentes com doença de Parkinson". Parkinson e doenças relacionadas 76 (2020).

[13] Chen, Kui et al. "Effect of Exercise on Quality of Life in Parkinson's Disease" (Efeito do Exercício sobre a Qualidade de Vida na Doença de Parkinson): Uma Revisão Sistemática e Meta-Análise". Parkinson's disease vol. 2020 3257623. 9 Jul. 2020.

[14] Silva, Keyte Guedes et al. "Effects of virtual rehabilitation versus physical therapy conventional on postural control, gait, and cognition of patients with Parkinson's disease: study protocol for a randomized controlled feasibility trial". Estudos-piloto e de viabilidade vol. 3 68. 6 Dez. 2017.

[15] Kurt, Emine Eda, et al. "Effects of Ai Chi on balance, quality of life, functional mobility, and motor impairment in patients with Parkinson's disease". Deficiência e reabilitação 40,7 (2018).

[16] Dona, F., et al. "Changes in postural control in patients with Parkinson's disease: a posturographic study". (2016).

[17] Tsang, W. W. "O treino de Tai Chi é eficaz na redução de deficiências de equilíbrio e quedas em doentes com a doença de Parkinson". Journal of Physiotherapy (2013).

[18] Mirelman, Anat, et al. "Audio-biofeedback training for posture and balance in patients with Parkinson's disease". Journal of neuroengineering and rehabilitation 8.1 (2011).

[19] Nallegowda, et al. Role of Sensory Input and Muscle Strength in Maintenance of Balance, Gait, and Posture in Parkinson's Disease, American Journal of Physical Medicine & Rehabilitation: Dezembro de 2004.

[20] De Boer, A. G., et al. "Qualidade de vida em doentes com a doença de Parkinson: desenvolvimento de um questionário". Journal of Neurology, Neurosurgery & Psychiatry 61.1 (1996).

[21] Renata Capistrano, et al Questionário sobre a consciência corporal dos hábitos posturais nas pessoas: construção e validação (2018).

[22] Steno Rinalduzzi et al. balance disfunction in Parkinson's disease vol:2015, (2014).

[23] Marica Giardian et al. A reabilitação do equilíbrio através de exercício instrumental ou físico melhora tanto o equilíbrio como a marcha na doença de Parkinson (2018).

[24] Tatiana beline De freitas MS, PT et al. The effects of dual task gait and balance training in Parkinson's disease vol physiotherapy theory pract. (2020).

[25] Antonio nardone et al. Balance in Parkinson's disease under static and dynamic conditions (2006).

[26] Cholewa, Joanna et al. "Influence of functional movement rehabilitation on quality of life in people with Parkinson's disease". Journal of physical therapy science vol. 26, 9 (2014).

<u>ANEXO A</u>

CONSENTIMENTO DO PARTICIPANTE

EFEITO DA FISIOTERAPIA NA POSTURA E EQUILÍBRIO DO SUJEITO COM O
ESTUDO DAS DOENÇAS DE PARKINSON.

Nome do participante:

Idade:

Explicaram-me sobre a investigação realizada, na qual concordei em participar. Sei que estou
a dar este consentimento sem qualquer força. Posso interromper o estudo a qualquer momento
sem qualquer razão. A minha identidade não seria revelada em qualquer outra investigação.

Assinatura do Participante: **Assinatura do Investigador:**

Data:

Balance Efficacy Scale

Name: ____ Date of test: ______________

The following are a series of tasks that you may encounter in daily life. Please indicate how confident you are, *today*, that you can complete each of these tasks without losing your balance. Your answers are confidential. *Please answer the way you feel and not how you think you should feel.*

Circle one number from 0-100 percent.

1. How confident are you that you can get up out of a chair (using your hands) without losing your balance?

0 percent	10	20	30	40	50	60	70	80	90	100 percent
Not at all confident				Somewhat confident					Absolutely confident	

2. How confident are you that you can get up out of a chair (*not* using your hands) without losing your balance?

0 percent	10	20	30	40	50	60	70	80	90	100 percent
Not at all confident				Somewhat confident					Absolutely confident	

3. How confident are you that you can walk up a flight of 10 stairs (using the handrail) without losing your balance?

0 percent	10	20	30	40	50	60	70	80	90	100 percent
Not at all confident				Somewhat confident					Absolutely confident	

4. How confident are you that you can walk up a flight of 10 stairs (*not* using the handrail) without losing your balance?

0 percent	10	20	30	40	50	60	70	80	90	100 percent
Not at all confident				Somewhat confident					Absolutely confident	

5. How confident are you that you can get out of bed without losing your balance?

0 percent	10	20	30	40	50	60	70	80	90	100 percent
Not at all confident				Somewhat confident					Absolutely confident	

6. How confident are you that you can get into or out of a shower or bathtub (*with* the assistance of a handrail or wall) without losing your balance?

0 percent	10	20	30	40	50	60	70	80	90	100 percent
Not at all confident				Somewhat confident					Absolutely confident	

7. How confident are you that you can get into or out of a shower or bathtub (with *no* assistance from a handrail or wall) without losing your balance?

0 percent	10	20	30	40	50	60	70	80	90	100 percent
Not at all confident				Somewhat confident					Absolutely confident	

8. How confident are you that you can walk down a flight of 10 stairs (using the handrail) without losing your balance?

| 0 percent | 10 | 20 | 30 | 40 | 50 | 60 | 70 | 80 | 90 | 100 percent |
| Not at all confident | | | | Somewhat confident | | | | | Absolutely confident | |

9. How confident are you that you can walk down a flight of 10 stairs (*not* using the handrail) without losing your balance?

| 0 percent | 10 | 20 | 30 | 40 | 50 | 60 | 70 | 80 | 90 | 100 percent |
| Not at all confident | | | | Somewhat confident | | | | | Absolutely confident | |

10. How confident are you that you can remove an object from a cupboard *located at a height that is level with your shoulder* without losing your balance?

| 0 percent | 10 | 20 | 30 | 40 | 50 | 60 | 70 | 80 | 90 | 100 percent |
| Not at all confident | | | | Somewhat confident | | | | | Absolutely confident | |

11. How confident are you that you can remove an object from a cupboard *located above your head* without losing your balance?

| 0 percent | 10 | 20 | 30 | 40 | 50 | 60 | 70 | 80 | 90 | 100 percent |
| Not at all confident | | | | Somewhat confident | | | | | Absolutely confident | |

12. How confident are you that you can walk across uneven ground (with assistance) when good lighting is available without losing your balance?

| 0 percent | 10 | 20 | 30 | 40 | 50 | 60 | 70 | 80 | 90 | 100 percent |
| Not at all confident | | | | Somewhat confident | | | | | Absolutely confident | |

13. How confident are you that you can walk across uneven ground (with *no* assistance) when good lighting is available without losing your balance?

| 0 percent | 10 | 20 | 30 | 40 | 50 | 60 | 70 | 80 | 90 | 100 percent |
| Not at all confident | | | | Somewhat confident | | | | | Absolutely confident | |

14. How confident are you that you can walk across uneven ground (with assistance) at night without losing your balance?

| 0 percent | 10 | 20 | 30 | 40 | 50 | 60 | 70 | 80 | 90 | 100 percent |
| Not at all confident | | | | Somewhat confident | | | | | Absolutely confident | |

15. How confident are you that you can walk across uneven ground (with *no* assistance) at night without losing your balance?

| 0 percent | 10 | 20 | 30 | 40 | 50 | 60 | 70 | 80 | 90 | 100 percent |
| Not at all confident | | | | Somewhat confident | | | | | Absolutely confident | |

16. How confident are you that you can stand on one leg (with support) while putting on a pair of trousers without losing your balance?

| 0 percent | 10 | 20 | 30 | 40 | 50 | 60 | 70 | 80 | 90 | 100 percent |
| Not at all confident | | | | Somewhat confident | | | | | Absolutely confident | |

(continued)

17. How confident are you that you can stand on one leg (with *no* support) while putting on a pair of trousers without losing your balance?

0 percent	10	20	30	40	50	60	70	80	90	100 percent
Not at all confident					Somewhat confident					Absolutely confident

18. How confident are you that you can complete a daily task *quickly* without losing your balance?

0 percent	10	20	30	40	50	60	70	80	90	100 percent
Not at all confident					Somewhat confident					Absolutely confident

Lastly, we are interested in understanding what factors affect your confidence levels. On the following lines, please provide reasons for answering the way you did on questions 1 through 18. For example, if you answered that you were not at all confident, why do you feel that way? If you were not at all confident about an activity because you no longer do it very often (e.g., climb stairs, walk on uneven ground), we would like to know that also.

____

____

____

____

____

ANEXO C

QUESTIONÁRIO SOBRE A POSTURA CORPORAL:

WALKING

1. How many times you walking in a day? (hours)

   [ ] Below 2   [ ] 6 – 8

   [ ] 2 – 4   Others _______________

   [ ] 4 – 6

2. How many distance you walking in a day? (meters)

   [ ] 0 – 200   [ ] 800 – 1000

   [ ] 200 – 400   Others _______________

   [ ] 600 – 800

3. At what part of your body feel the pain mostly while walking in a day?

   [ ] Ankle   [ ] No pain

   [ ] Knee   Others_______________

   [ ] Waist

4. How long do you need to rest the body from muscular paint?

   [ ] ½ hours   [ ] 2 hours

   [ ] 1 hour   Others_______________

5. What is other activity that you do to overcome the muscular pain?

   [ ] Massages   [ ] Exercise / Cool down

   [ ] Go to spa / Sauna [ ] Massage oiling

   [ ] Sleep   Others_______________

STANDING

1. On average, how many hours that you standing along your work session a day?

[ ] 1 – 3 hours   [ ] More than 5 hours

[ ] 3 – 5 hours

2. What are possible works that do while you are standing?

[ ] Checking the patient

[ ] Arranging the documents

[ ] Take the phone calls

3. Do you feel any pain after standing in a long period?

[ ] Yes   [ ] No

4. What are the types of pains that you always had?

[ ] Calf   [ ] Waist

[ ] Knee   [ ] Headache

[ ] Sole   [ ] Pains in back

5. Do you have any recommendation to solve the problems that you had?

[ ] Use more suitable shoes

[ ] Make the workplace more comfortable

Others ____

BENDING FORWARD

1. How many times per hours your body bending forward?

| | 1 – 5 times | | 10 – 15 times |
| | 6 – 10 times | | More than 15 times |

2. For how long your body bending? (average)

State: [ ] hours [ ] minutes

3. Which part on your body experience muscular pain?

| | Waist | | Back |

| | Knee | Others _______________ |

| | Neck |

4. How long have you work here?

[ ] Months (State)

5. What job you do where you need to bend your body?

[ ] Serve food for patient

[ ] Sweep the floor

[ ] Take medicine from rack or others

[ ] Bring patient to somewhere around hospital

LIFTING

1. How long do you lift the things in a day?

    [|] Hours

2. How far do you lifting the things in a day?

    [| |] Meters

3. What things that you lift during your work in a day?

    [ ] Medicines   [ ] Patient

    [ ] Food   [ ] Packages

4. In a day, how many times do you lifting the things?

    [ ] 1 – 5 times   [ ] 11 – 15 times

    [ ] 6 – 10 times   [ ] More than 15 times

5. Which part of the body do you experience muscular pain?

    [ ] Neck   [ ] Shoulder

    [ ] Waist   [ ] Legs

    [ ] Hands

ANEXO D

SR.NO	NOME DO PACIENTE	IDADE/GÊNERO	BES		BPQ	
			PRE	LUGAR	PRE	LUGAR
1	Ramaben Parmar	56/F	33.55	63.33	39.05	46.5
2	Sudhakar Darjee	65/M	38.33	59.44	41.55	56
3	Meenaben Patel	63/F	39.44	63.88	49.3	56.2
4	Drashti Shah	57/F	37.77	53.88	44.5	55.43
5	Shrushti Mehta	61/F	40.55	55.21	39.6	45.1
6	Urvi Patel	67/F	43.44	60	38.3	57.6
7	Gunjan Shah	54/M	33.88	53.33	35.2	44.1
8	Pranav Patel	71/M	29.44	70.02	41.3	58.5
9	Apurva Mehta	61/M	44.44	60.55	43.25	54.55
10	Atray Gandhi	66/M	40.55	72.22	29.23	35.26
11	Janviben Modi	69/F	34.11	74.44	35.5	51.35
12	Sudhanshu Damor	62/M	25.55	52.77	49.6	58
13	Bharat Nagda	68/M	41.77	56.11	35	43.52
14	Arvind Kamble	65/M	26.66	48.88	41.75	55.2
15	Pramod Alhas	55/M	36.11	48.33	51.23	71.2
16	Jignesh Asodaria	72/M	44.44	62.22	44.85	57.23
17	Ramesh bhai Parmar	63/M	25	33.33	36.78	45.32
18	Ravender bhai Patel	58/M	32.22	40.55	46.2	51.23

19	Amrut bhai Vasava	55/M	23.33	36.11	41.65	53.45
20	Suresh bhai Shah	65/M	21.66	33.33	35.81	46.32
21	Mahesh bhai Gadhvi	69/M	20.61	30.55	36	44.32
22	Girish bhai Mehta	61/M	20.55	34.44	42.5	62
23	Anil bhai Patel	66/M	27.77	38.88	49	64.78
24	Manish Ajrekar	70/M	39.4	67.2	53.86	66.22
25	Nilesh Pandey	69/M	36.66	48.88	46.8	48.45
26	Dipaliben Shah	65/F	17.77	28.33	35.98	49.5
27	Kaushik Tandel	57/M	25.55	32.77	37.52	45.28
28	Babu Siddiqui	63/M	33.33	39.44	44.23	52.5
29	Alay Desai	59/M	29.44	36.66	53.25	55.36
30	Niraj Pandya	51/M	26.11	36.66	41.69	52.65

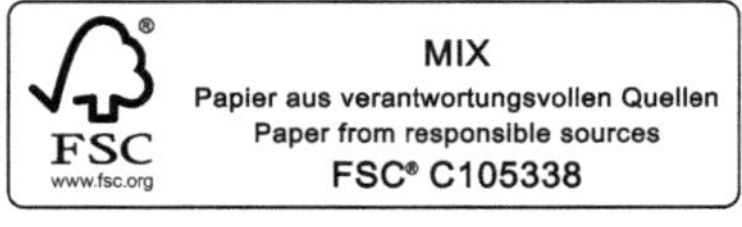

Printed by Books on Demand GmbH, Norderstedt / Germany